CONTRIBUTION A L'ÉTUDE

DES RÉFLEXES

DANS LA CHORÉE DE SYDENHAM

PAR

Le Dr Paul NICOLLET

Ancien Externe des Hôpitaux de Lyon.

LYON

A REY IMPRIMEUR-ÉDITEUR DE L'UNIVERSITÉ

4, RUE GENTIL, 4

—

1900

CONTRIBUTION A L'ÉTUDE

DES RÉFLEXES

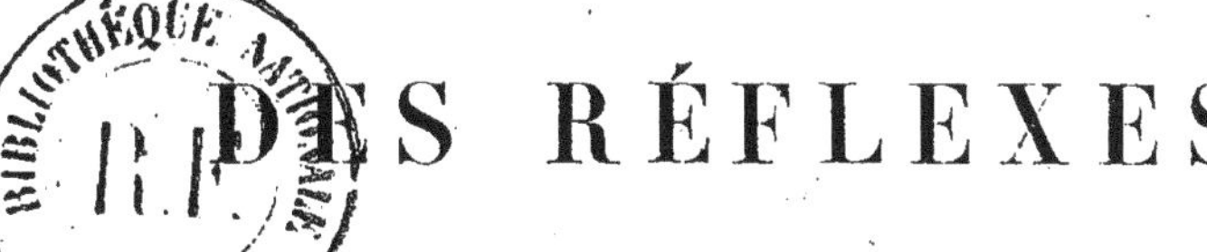

DANS LA CHORÉE DE SYDENHAM

CONTRIBUTION A L'ÉTUDE

DES RÉFLEXES

DANS LA CHORÉE DE SYDENHAM

PAR

Le Dʳ Paul NICOLLET

Ancien Externe des Hôpitaux de Lyon·

LYON

A. REY, IMPRIMEUR-ÉDITEUR DE L'UNIVERSITÉ

4, RUE GENTIL, 4

1900

INTRODUCTION

Dans ce modeste travail, nous n'avons pas eu la prétention de régler, d'une façon définitive, une question de physiologie pathologique. Restant strictement dans l'observation de nos malades, nons avons voulu voir si, dans la chorée, cette déséquilibration nerveuse et musculaire, on pouvait tirer de ce symptôme *modification des réflexes* quelques indications positives, soit pour le diagnostic de la maladie elle-même, soit pour la différenciation de ses formes, soit pour son pronostic.

Restant sur le terrain clinique, sans essayer de forcer les faits, ni même de les faire complaisamment contraster pour justifier une idée préconçue, nous avons observé sans parti pris, aussi exactement que notre humble perspicacité nous l'a permis.

Nous avons essayé de ne pas tomber dans quelques erreurs qui se présentaient tout d'abord à nous. En premier lieu nous n'avons relaté que les cas se rapportant à la chorée de Sydenham. Nous nous sommes inspiré à cet effet de la définition de M. le professeur Weill qui, dans son *Précis de médecine infantile*, s'exprime ainsi : « Voici comment je comprends la chorée. Elle constitue une réaction spéciale du système nerveux de la seconde enfance. La même circonstance, frayeur, infection, provoquera dans le premier âge des convulsions, de six à treize ans la chorée, plus tard de l'hystérie [1]. »

Foule d'observations nous ont été montrées, intéressantes sans doute par leurs points particuliers, mais ayant trait, soit à des affections voisines, soit à des formes particulières de la névrose appelée « chorée ».

Nous avons également eu soin de rester dans de sages limites, d'observer, autant que possible, des malades ayant moins de quinze ans. Et, par ce fait, nous pensons avoir évité le reproche légitime de compliquer imprudemment notre sujet.

Vers quinze ans, en effet, et conformément à l'opinion de M. le professeur Weill, lorsque la puberté a porté dans l'organisme de l'enfant le trouble profond qui fait d'elle la jeune fille, la névrosée qui, dans son enfance, faisait de la chorée, fait très souvent de l'hystérie. Le tableau pathologique change, et les symptômes se modifient. Témoin une observation, le n° 8, que nous n'avons pu éviter de publier. Nous avons donc passé sous silence les chorées hystériques, et même les quelques cas de *chorée chez des hystériques.*

Pour ce qui est de notre méthode d'examen, nous avons un premier reproche à nous faire. Quand, dans nos observations nous disons *réflexe exagéré ou*

---

[1] E Weill, *Précis de médecine infantile*, p, 602.

réflexe diminué, nous relatons l'expression d'un accord survenu entre plusieurs observateurs, à l'occasion de divers examens. Nous n'avons nullement la prétention d'avoir employé pour chaque cas une commune et rigoureuse mesure : ni de la brusquerie de la décharge musculaire, après une excitation aussi uniforme que possible, ni de l'amplitude des oscillations du membre percuté. Sans vouloir, par conséquent, discuter sur la valeur des appareils ingénieux employés ces derniers temps pour l'examen des réflexes, nous nous sommes contentés de l'expression aussi exacte que possible des faits cliniques incontestables. Nous offrons donc des résultats *qualitatifs* plutôt que *quantitatifs*.

Peu soucieux d'apporter une nombreuse statistique, ni d'additionner les cas, nous avons essayé, pour chacun d'eux, d'observer l'état des réflexes :

A la période de début de la chorée ;

A sa période d'état ;

A son déclin, ou après les quelques effets d'un traitement institué.

Nos observations ont été classées, autant que possible, d'après l'intensité de l'affection elle-même.

Enfin, et pour résumer en peu de mots le squelette de notre travail, nous avons traité les quelques points suivants :

Chapitre Premier — *Historique de la question.*

Chapitre II. — *Aperçu sommaire sur le phénomène physiologique appelé réflexe. Sa valeur séméiologique dans quelques affections typiques du système nerveux.*

CONTRIBUTION A L'ÉTUDE

DES RÉFLEXES

DANS LA CHORÉE DE SYDENHAM

CHAPITRE PREMIER

HISTORIQUE

La bibliographie de la chorée, que M. Raymond a fixée si complètement dans son article « Danse de Saint-Guy », du *Dictionnaire Dechambre*, comporte un grand nombre de travaux, parmi lesquels nous devons forcément faire un choix pour le sujet qui nous occupe.

Notre étude ne comporte, en effet, que l'examen des cas cliniques se rapportant à ce tableau symptomatique qu'individualisa si bien Sydenham, en 1688, dans ses travaux de médecine pratique.

« La chorea Sancti Viti, dit Sydenham, est cette espèce de convulsion que l'on rencontre le plus souvent chez les enfants des deux sexes, depuis la dixième année jusqu'à l'époque de la puberté[1]. » C'était dégager la chorée des autres maladies bizarres, formant un

---

[1] Dechambre, *Dict. encyclopédique des sciences médicales*, t. XXV, p. 461, article Raymond sur la Danse de Saint-Guy.

ensemble indécis que M. Raymond caractérise de deux mots : « confusion et mysticisme ».

Mais, dans les époques qui suivirent, on n'observa pas la sagesse perspicace du vieux clinicien anglais, et, peu à peu, on en revint à décrire, comme variétés de la chorée, les tics convulsifs, les tremblements hystériques, les secousses épileptiformes. « Des névroses que Jaccoud a appelées, avec justesse, *impulsions locomotrices systématisées*, des dyskinésies professionnelles, comme la *crampe des écrivains*, ont été décrites par Trousseau sous le nom générique de *chorées*[1]. »

La confusion reparaissait, lorsque, en 1850, Germain Sée publia sa *Monographie*, couronnée par l'Académie de médecine, sur la chorée. Dans son introduction, il s'exprime ainsi : « Sous la même dénomination (chorée) on a confondu divers états pathologiques, dont les uns se rapportent à la classe si variée des névroses hystériques ou extatiques : ce sont les dansomanies de la grande danse de Saint-Guy ; dont les autres, caractérisés principalement par des mouvements irrésistibles et uniformes, sont connus sous les titres de chorée procursive, de rotation, de malléation et d'oscillations vibratoires. Toutes ces chorées anomales, qu'on peut distinguer en rythmiques et hystériformes, doivent être séparées nettement de la forme vulgaire ou gesticulatoire, qui ne présente avec elles qu'une identité nominale[2]. » Enfin, s'inspirant de la rigueur dans l'exactitude,

---

[1] Raymond, *in* Dechambre, *loc. cit.*

[2] G. Sée, *Mémoires de l'Académie de médecine*, t. XV, p. 374.

M. le professeur Lannois, dans sa thèse d'agrégation de
1886 sur la *Nosographie des chorées*, distingue soigneusement, comme Sydenham, comme Jaccoud, comme
Sée, la chorée vulgaire, ou *chorea minor*, ou chorée de
Sydenham, des états voisins trop longtemps confondus
avec elle[1].

Nous arrêtons là cette première partie de notre exposé historique ; il suffit, nous le pensons, pour montrer
que nous avons en vue la *chorée de Sydenham*, aussi
pure que possible de tout contact avec les affections
voisines, chez des sujets des deux sexes, plutôt chez des
filles, depuis la dixième année environ jusqu'à la puberté, ou peu après son accomplissement.

Quant au point particulier que nous voulons envisager, *les réflexes dans la chorée de Sydenham*, il ne
nous semble pas comporter un bien long aperçu historique. Feuilletant, en effet, les mémoires les plus im-
portants sur la maladie, nous avons remarqué l'absence
de documents sur la *réflectivité* dans cette affection.
Nous aurions garde de dire qu'il y ait eu là une lacune
de la part d'observateurs aussi méticuleux que les
grands neurologistes contemporains. Tous, sans nul
doute, dans leurs examens complets, ont percuté le
tendon rotulien, cherché l'état du réflexe plantaire, des
variations provoquées de l'ouverture pupillaire. Mais,
fort peu d'entre eux ont consigné par écrit les résultats
de cet examen et constitué un chapitre particulier sur
l'état des réflexes dans la chorée. M. Joffroy, en 1885,

---

[1] Lannois, *Nosographie des chorées*, thèse d'agrégation,
Paris, 1886.

fit une leçon à l'hôpital des Enfants malades, à Paris, intitulée : *de la Nature et du traitement de la chorée.* Cette leçon est rapportée dans le *Progrès médical,* numéro du 3o mai 1885, de M. Gilbert[1]. Il y est dit, après un exposé catégorique de la théorie nerveuse de la chorée qui, suivant l'auteur, *n'est jamais rhumatis-male* : « Les manifestations symptomatiques les plus frappantes de la chorée ressortissent au système moteur, et consistent en la production de mouvements involontaires et incoordonnés, souvent prédominants d'un côté du corps. Il s'y joint parfois des parésies, ou même de véritables paralysies et, communément aussi, une *diminution ou une abolition des réflexes cutanés, ainsi que du réflexe patellaire.*

« J'appellerai donc la chorée une névrose *cérébro-* « *spinale d'évolution.* » Et M. Joffroy ajoute *que les* « *réflexes étaient néanmoins nouveaux dans deux cas,* « *et peut-ére exagérés dans deux autres.* »

M. Triboulet, cité dans le *Traité de Médecine de MM. Charcot et Bouchard* (t. VI, p. 1228), a recherché le réflexe patellaire chez vingt et un sujets. Le type le plus constant qu'il ait rencontré est le suivant : la percussion du tendon rotulien reste parfois sans efficacité à une ou deux reprises, et même plus, puis la jambe est lancée comme un ressort. Il existerait, d'après lui, un retard dans le réflexe (sensibilité défectueuse) et une exagération dans la réaction (vibration médullaire)[2].

---

[1] Joffroy-Gilbert, de la Nature et du traitement de la chorée, *Progrès médical,* 3o mai 1885, p. 439.

[2] *Traité de médecine Charcot et Bouchard,* édition de 1894, t. VI, p. 1228.

Sur un point plus particulier, Hasse, Rosenthal et Ziemssen ont noté plusieurs fois, chez des choréiques, une dilatation notable de la pupille, devenue, suivant eux, presque insensible à la lumière[1].

En somme, nous n'avons jusqu'ici que des citations éparses, sans lien entre elles, sans aucune portée univoque. Aucun des auteurs précédents n'a rappelé dans quels cas les réflexes étaient augmentés, dans quels affaiblis, dans quels supprimés. Nul d'entre eux n'a tiré de ses observations la moindre conséquence, ni statistique, ni même symptomatologique permettant de dire : » Dans telle forme de chorée, tels réflexes. » Peut-être la question s'est-elle posée à l'esprit des nombreux observateurs précédents ; en tout cas, très peu en ont fait mention d'une façon suffisante.

Au treizième Congrès de médecine interne, tenu à Paris du 2 au 9 août 1900, M. G. Oddo, de Marseille, pose, le premier et d'une façon nette, la question sui- vante : *la réflectivité tendineuse dans la chorée de Sydenham*[2]. Il a étudié les réflexes tendineux sur 147 choréiques. Ils ont été trouvés normaux, modifiés par des mouvements choréiques, supprimés ou exa- gérés.

On pourrait résumer sa statistique de la façon sui- vante :

[1] Cités par Raymond, in *Dechambre* DANSE DE SAINT-GUY, t. XXV, p. 504.

[2] Voir la *Gazette hebdomadaire de médecine et chirurgie*, n° du 26 août 1900 et la *Revue neurologique*, août 1900.

1º *Dans de nombreux cas, les réflexes étaient modifiés par les mouvements choréiques sura-joutés.*

2º *Dans 8 cas sur 147,* **normaux** *des 2 côtés.*

28 — — *normaux d'un seul côté.*

(Il s'agissait ici de formes légères ou moyennes.)

3º *Dans 116 cas sur 147,* **affaiblis** ou **supprimés.**

75 — — *supprimés des deux côtés*

(« dans ces 75 cas, dit Oddo, il s'agissait assez souvent de chorées généralisées, mais aussi de chorées à prédominance hémilatérale ou hémi-chorées ».)

4º *Dans 16 cas sur 147, supprimés d'un seul côté.* Dans ces 16 cas, on avait affaire à des hémicho-rées, et la suppression des réflexes existait du côté où les troubles moteurs prédominaient.

Tels sont les seuls documents recueillis par nous sur la question qui nous occupe. Nous les résumerons en deux mots : variabilité et manque de conclusions fermes, absence de corrélation nettement indiquée entre l'état des réflexes et les diverses modalités de la névrose. Joffroy ne dit pas dans quels cas il a trouvé les réflexes modifiés. M. Oddo, malgré sa nombreuse statistique, ne nous apprend pas quelles chorées il a examinées; on ne voit pas, et on ne saurait le voir dans une statistique résumée, des types symptomatolo-giques correspondant à l'exagération, à la diminution ou à la suppression des réflexes. Enfin, dans sa com-munication, il n'est question que de la *réflectivité ten-dineuse.* Or, nous pensons avec M. le professeur Weill, que la réflectivité est un tout dans une névrose, que les divers réflexes, tendineux, muqueux et cutanés, sont reliés entre eux pour former un ensemble assez homogène, et que, dans la chorée notamment, on doit avoir soin de noter soigneusement l'état de *tous les réflexes*, si l'on veut être renseigné sur l'intensité et la variété de la maladie. Nous pensons donc être arrivé à quelques résultats précis par des rapprochements cliniques entre les réflexes et les autres symptômes de ce complexus éminemment divers, qu'on a appelé *la folie musculaire*.

CHAPITRE ÎI

APERÇU SOMMAIRE SUR LE PHÉNOMÈNE PHYSIOLOGIQUE APPELÉ « RÉFLEXE »

SA VALEUR SÉMÉIOLOGIQUE DANS QUELQUES AFFECTIONS TYPIQUES DU SYSTÈME NERVEUX

« Une impression périphérique, point de départ d'un réflexe, est transmise à la moelle par une fibre nerveuse. Cette fibre se résout en une touffe de fibrilles qui entourent la cellule motrice et s'articulent avec les dendrites de cette dernière. C'est par cette articulation que l'ébranlement nerveux passe du neurone sensitif dans le neurone moteur, et s'y transforme en cette incitation motrice qui, réfléchie vers la périphérie, déterminera la contraction du muscle[1]. » Tel est le schéma d'un réflexe simple. Mais, poussant l'analyse plus loin, s'inspirant de travaux récents, certains auteurs ont déterminé plus exactement la voie suivie par cet x physiologique appelé « influx nerveux », soit de la périphérie au centre, soit inversement. C'est ainsi que, dans un travail paru dans la

[1] Testut, *Anatomie, Névrologie*, édition 1897. p. 24-25.

Presse médicale de 1898, M. E. de Massay fixe assez
bien les progrès accomplis dans l'étude des neurones,
de leurs connexions, et, par suite, des phénomènes dits
réflexes [1]. Deux chaînes de neurones, d'après cet auteur, sont parcourues par l'influx nerveux : la chaîne
centripète et la chaîne centrifuge.

Deux neurones dans la *chaîne centripète* : 1° Un
périphérique, *protoneurone centripète*, qui est *direct*,
établit une communication entre le revêtement épithé-
lial et les cellules de l'axe gris de la moelle ; 2° un
central, « croisé », s'articulant par ses ramifications
protoplasmiques avec les terminaisons cylindraxiles
du neurone périphérique. Ce neurone central reçoit
l'influx nerveux que son cylindraxe transmet au
chevelu des cellules pyramidales de l'hémisphère cérébral du côté opposé.

Deux neurones également dans la *chaîne centrifuge*. Le premier, central, a ses prolongements protoplasmiques en contact avec les rameaux cylindraxiles
du neurone centripète central. Quant à son cylindraxe,
il descend par le faisceau pyramidal et va s'articuler
avec les prolongements protoplasmiques des cellules
radiculaires antérieures de la moelle du côté opposé.

Le second, *périphérique*, dont le centre est constitué
par chaque cellule radiculaire antérieure. « C'est, en fin
de compte, dit l'auteur, ce neurone moteur périphérique qui, par ses ramifications protoplasmiques,
reçoit l'ordre émané des cellules corticales, et, par son

---

[1] E. de Massary, *Presse Médicale*, 1898, p. 69 : la théorie
des réflexes. (Nous donnons l'article presque *in extenso*.)

cylindraxe, se ramifiant dans une plaque motrice, porte cet ordre jusque dans la fibre musculaire. »

Les deux voies conductrices ont donc deux points de contact : l'un au niveau des cellules radiculaires antérieures, où des ramifications cylindraxiles du *neurone centripète périphérique* s'articulent avec quelques prolongements protoplasmiques du *neurone centrifuge périphérique*; l'autre dans l'écorce, au niveau des cellules pyramidales.

On peut donc considérer deux réflexes : 1° un *acte réflexe simple*, où deux neurones seulement sont à envisager, le centripète périphérique et le centrifuge périphérique, articulés l'un avec l'autre dans la moelle.

2° Un *acte réflexe composé* où entreront, en plus, en considération, les deux neurones centraux centripète et centrifuge, articulés l'un avec l'autre dans l'écorce, au niveau des cellules pyramidales.

Il a été démontré pathologiquement et expérimentalement (Brown Sequard-Vulpian) que pour avoir un réflexe, l'intégrité des deux neurones périphériques à centre médullaire était à la fois nécessaire et suffisante.

Par des sections de la moelle, on a remarqué une augmentation de l'excitabilité réflexe du segment inférieur à la section. Or, la section supprimait la propagation aux neurones centraux, corticaux, de l'impression périphérique, et la réponse de la cellule pyramidale à l'excitation. D'où on pouvait inférer que le neurone central avait un rôle modérateur de cette excitabilité réflexe.

Dans ses leçons cliniques faites en 1895, M. le

Dr Brissaud a montré que dans le tabes on avait une dégénérescence du « protoneurone centripète ».

Dans la paralysie de Landry, la poliomyélite antérieure aiguë, la polynévrite motrice, on a une dégénérescence du *neurone moteur périphérique*.

Le point d'articulation des deux neurones périphériques envisagés peut être touché d'une façon intermittente ou continue. On peut expliquer ainsi la production et la disparition de certains troubles hystériques.

Enfin, toujours d'après M. E. de Massary dont nous résumons le travail, des modifications peuvent survenir dans la plaque motrice musculaire, aboutissant de la fibre motrice centrifuge. Abelous a montré que la substance toxique sécrétée par les muscles fatigués, exerçait son pouvoir paralysant sur la plaque terminale. « Peut-être pourrait on expliquer, par ce dernier fait, la cause de l'absence des réflexes tendineux dans les auto-intoxications comme la maladie d'Addison, le diabète, etc. [1] »

L'état des réflexes, chacun le sait, est par conséquent un précieux renseignement pour le diagnostic et le pronostic d'une grande partie des affections nerveuses. Il permet d'apprécier l'état des conducteurs nerveux, des centres neurotiques, des terminaisons intra-musculaires, du tonus musculaire lui-même, puisqu'il y a influence de celui-ci sur celui-là, comme l'a déclaré M. E. Jendrassik de Budapest au Congrès international de médecine, en août dernier [2]. Nous ne

---

[1] E. de Massary, *loc. cit.*

[2] E. Jendrassik, la Nature des réflexes tendineux, cité dans

rappellerons que pour mémoire, combien l'abolition ou la conservation des réflexes sont des éléments certains pour diagnostiquer : tabes, sclérose en plaques, maladie de Friedreich, etc.

Les réflexes peuvent être exagérés, diminués, abolis. Exagérés lorsque survient l'hyperexcitabilité des neurones constituant le réflexe simple ; par exemple, sous l'action de la strychnine ou de la toxine tétanique.

Mais on peut avoir exagération des réflexes, par action inhibitrice sur la deuxième partie des voies centripète et centrifuge, sur ce qu'on peut appeler, avec M. de Massary, *l'arc cérébral* formé du neurone centrifuge central ou neurone pyramidal. « Ce deuxième arc a son centre de réflexion dans les cellules corticales. L'excitation périphérique est donc perçue, et le mouvement qui en résulte, volontaire. Point capital qui explique, en une certaine mesure, la fonction *modératrice* exercée par ce second arc réflexe, *cérébral*, sur le premier, *médullaire*[1]. » Enfin, au Congrès international de Paris (août 1900), M. Sherrington, de Liverpool, a dit : « L'ablation des hémisphères cérébraux, entraîne immédiatement une très grande exaltation du tonus du muscle triceps crural, traduisant *l'exaltation de l'activité des neurones spinaux moteurs (arc médullaire) innervant ce muscle. La secousse du genou est alors très exaltée, au point qu'un simple coup*

la *Gazette hebdomadaire de Médecine et de Chirurgie*, n° du 26 août 1900, p. 810.

[1] E. de Massary, *loc. cit.*

sur le tendon patellaire peut provoquer toute une série de secousses rythmiques[1]. »

Les réflexes sont diminués lorsque l'arc cérébral, hyperexcité, exerce sur l'arc médullaire son influence modératrice. Diminués aussi, lorsque la plaque motrice est intoxiquée comme dans la maladie d'Addison, le diabète, ou après de trop violents efforts musculaires (Abelous). En troisième lieu, lors des anesthésies générales par l'éther et le chloroforme, lorsque commence la période de résolution musculaire, les réflectivités musculaire, cutanée, muqueuse sont diminuées, mais non pas abolies, et l'on sait qu'il ne faut jamais pousser l'anesthésie jusqu'à l'abolition du réflexe pupillaire : il faut que le tonus irien ne cède à aucun moment. Les magnifiques travaux de M. le professeur J.-L. Prévost relatés dans la *Revue Médicale de la Suisse romande* (année 1881, p. 7) ont élucidé ce chapitre et montré l'action des toxiques chimiques, comme le curare, l'atropine, la strychnine, sur la réflectivité. Chacun connaît les actions antagonistes de ces divers poisons.

Enfin, lorsque la conduction nerveuse sensitive est touchée en n'importe quel point, lorsque les fibres motrices ont été suffisamment atteintes ou détruites depuis leur neurone nutritif, lorsque par conséquent il y a tabes et paralysie flasque, les réflexes sont abolis. On sait quel est l'intérêt présenté par l'état des réflexes, pour diagnostiquer le tabes et porter un pronostic sur le retour du mouvement dans certaines paralysies.

---

[1] Sherrington, Nature des réflexes tendineux, *Gazette hebdomadaire*, n° du 26 août 1900, p. 811.

En est-il de même dans la chorée? Les réflexes y ont-ils une modalité propre, permettant soit le diagnostic, soit le pronostic? Dans des chorées d'égale intensité, occupant les mêmes segments de membre, aura-t-on les mêmes secousses réflexes après excitations semblables? Telles sont les diverses questions qu'il nous faut envisager.

CHAPITRE III

ETAT DES RÉFLEXES DANS LA CHORÉE
DE SYDENHAM

Notre travail n'ayant pas la prétention de fournir une statistique nombreuse et variée, nous avons essayé de sérier les cas vus par nous. Poursuivant une gradation ascendante, nous avons classé nos observations suivant :

1° Le nombre de segments du corps atteints de mouvements choréiques ;

2° L'intensité de ces mouvements.

C'est ainsi que nous avons considéré successivement :

a) 1 cas de monochorée ;

b) 1 cas de chorée localisée au segment supérieur du corps ;

c) 2 cas d'hémichorée ;

d) 2 cas de chorée généralisée et, parmi ces cas, les formes légères, moyennes, graves.

Une première conclusion semble sortir de tous nos examens : *Dans au moins 90 pour 100 des chorées, les réflexes soit tendineux, soit muqueux, soit cutanés, sont modifiés.*

Ces réflexes sont modifiés en brusquerie, en qualité, en amplitude. En brusquerie : c'est-à-dire que la contraction répond moins bien et vite que normalement à l'excitation. En qualité : c'est-à-dire que la contraction musculaire est modifiée dans sa souplesse normale. Tantôt la jambe se tend mollement, après percussion du tendon rotulien, tantôt, au contraire, c'est une contraction musculaire pseudo-spasmodique, « choréique » dirions-nous. En amplitude : tantôt, et surtout dans les formes graves, comme le montrent nos observations V et VII, cette amplitude est très faible ; tantôt, comme dans les formes légères (obs. III et IV), elle est un peu exagérée. Cependant, d'une façon générale, et ici nous nous rallions à l'opinion de MM. les professeurs Lannois et Oddo, nous avons remarqué que l'exagération des réflexes n'était qu'exceptionnelle. Dans notre travail à ce sujet, semble s'être glissée une confusion. Dans deux de nos observations (nos III et IV) sur huit publiées, l'amplitude du réflexe rotulien est indiquée comme augmentée : ce serait fausser notre statistique qui a porté sur au moins 30 cas. Sauf donc ces deux cas, et quatre où le réflexe rotulien semblait normal, nous avons 24 cas où ce réflexe était diminué. D'où cette autre conclusion : *Dans environ 80 pour 100 des cas, les réflexes tendineux sont affaiblis dans la chorée de Sydenham.*

Mais si l'on pénètre dans l'analyse des cas, on voit bien vite que la généralisation serait une faute. En effet, pour deux chorées d'égale intensité, comme dans nos observations (II et III), les réflexes diffèrent : d'un côté (obs. II), ils sont très faibles ; de l'autre, (obs. III), ils sont exagérés des deux côtés. Cependant l'intensité de la chorée est certainement un facteur important de modification dans la réflectivité. Sans nous attarder aux différenciations subtiles et ne prenant que les faits précis, il est certain qu'il existe une énorme différence entre les chorées légères (n°s 1, 2, 3, 4) et la chorée intense (n° 5) et la chorée grave (n° 7). Or, dans les formes légères ou moyennes, tantôt les réflexes sont normaux, ou un peu augmentés, variables à l'excès, par conséquent. Dans les deux formes intense et grave qu'il nous a été donné d'observer, les réflexes tendineux étaient *très faibles* et ne se produisaient parfois qu'après plusieurs excitations, comme dans notre observation VII. Nous retenons soigneusement ce fait, pour en tirer toutes les conséquences, dans la dernière partie de notre travail.

II. — Les modifications diverses semblent porter différemment sur les réflexes : .

a) tendineux ;

b) muqueux ;

c) cutanés.

Les réflexes muqueux (conjonctival, cornéen-pharyngien) sont rarement modifiés. Il faut arriver aux choréiques les plus âgés, dans le voisinage de quinze ans, pour voir faiblir un peu l'intensité du réflexe pharyngien notamment (voir obs. II et VIII). C'est à ce moment qu'il faut être prudent et faire un départ, bien difficile déjà, entre la chorée qui persiste et l'hystérie qui s'annonce.

Les réflexes cutanés ne subissent pas, dans la chorée,

des modifications parallèles aux réflexes tendineux. Ils semblent varier pour leur propre compte. Parmi les réflexes cutanés, l'abdominal est rarement modifié : à peine trois fois sur nos trente observations, tantôt exagéré (obs. VI), tantôt diminué (obs. V). Le réflexe plantaire se modifie souvent. La plupart du temps, il est aboli, ne se produit qu'après plusieurs excitations. Dans sa recherche, il faut attendre patiemment une période de repos dans les phases de mouvements choréiques. Souvent aussi, lorsqu'on a trop multiplié les excitations, sans chatouillement nouveau, le gros orteil se fléchit et se redresse alternativement sur la plante du pied, comme si les neurones présidant à son mouvement avaient emmagasiné les excitations pour n'y répondre qu'assez tardivement.

Cette distinction entre les réflexes cutanés et les réflexes tendineux n'est pas purement artificielle. Outre qu'elle est clinique et facile à constater, M. van Gehuchten au Congrès de Paris en août 1900, l'a justifiée[1]. D'après cet auteur, « les réflexes cutanés peuvent être abolis, alors que tous les réflexes tendineux sont exagérés ou persistent avec leurs caractères normaux. Van Gehuchten expose ses anciennes opinions sur les conditions anatomiques nécessaires à la production des réflexes tendineux ou cutanés, et ses recherches nouvelles qui le portent à considérer le noyau rouge comme un centre réflexe important. Il montre que les centres nerveux supé-

---

[1] Van Gehuchten, Réflexes cutanés et réflexes tendineux, cité in *Gazette hebdomadaire de Médecine et Chirurgie*, n° du 26 août 1900, p. 811 et 812.

rieurs réagissent sur les cellules motrices de la corne antérieure de la moelle par deux voies nettement distinctes : la voie *cortico-spinale* et la voie *rubro-spinale*.

... Les réflexes cutanés seraient liés à l'intégrité de la voie cortico-spinale, et les réflexes tendineux à l'intégrité de la voie rubro-spinale (noyau rouge de Stilling).

Enfin, dans l'étude des *réflexes tendineux*, les plus faciles à observer sont les rotuliens. Le membre supérieur, en effet, lorsqu'il est en proie aux secousses choréiques, est très difficile à mettre en état de relâchement. En outre, certains auteurs tendent à démontrer que le mouvement d'extension de la main obtenu par la percussion des tendons extenseurs de l'avant-bras, n'est pas du tout un *réflexe tendineux*. C'est donc le plus souvent aux seuls réflexes rotuliens que se rapporte notre statistique de plus haut. Outre les modifications de ces réflexes en brusquerie, qualité et amplitude, on remarquera leur manque d'uniformité. Pour une percussion à peu près égale, sur un même sujet, la réponse varie souvent : tantôt on n'a pas de de contraction, tantôt on en obtient une. Enfin, nous avons remarqué, de même que M. Oddo, des mouvements surajoutés à la réponse à l'excitation réflexe.

Dans 4, sur nos 8 observations, nous avons remarqué, en effet, sur les conseils de M. Weill, un phénomène assez curieux. Ainsi, dans l'observation n° 5, recherchant l'état réflexe rotulien à droite, on voit que la contraction répond moins vite à l'excitation que du côté gauche. « Arrivée au bout de son oscillation, la jambe droite se raidit en une contraction tonique assez prolongée puis redescend à sa position. » Cette *contrac-*

tion tonique est un élément surajouté qui figure également dans les observations (I, IV, VI). Nous essaierons d'en rechercher la cause.

En résumé, et malgré la diversité des résultats obtenus, nous pensons avoir montré qu'on pouvait tomber d'accord sur quelques propositions :

1° Les réflexes sont presque toujours modifiés dans la chorée de Sydenham (90 pour 100 des cas).

2° Dans presque toutes les formes un peu intenses de la maladie ils sont affaiblis (80 pour 100 des cas).

3° Dans les formes légères, ils sont excessivement variables, et c'est dans ces formes seules qu'on peut rencontrer des réflexes normaux ou exagérés.

4° Il n'y a pas concordance entre l'état des 3 ordres de réflexes : cutanés, muqueux et tendineux, dans la chorée de Sydenham. Chacun varie pour son propre compte.

5° Il se produit des mouvements anormaux (contractions toniques) s'ajoutant aux réflexes proprement dits (Weill).

6° Dans la recherche des réflexes, on se gardera de prendre pour des contractions réflexes les mouvements choréiques se produisant au moment même, ou peu après l'excitation.

Le traitement peut modifier les réflexes en même temps que les mouvements choréiques. Mais parfois, lorsque les mouvements anormaux ont disparu, les réflexes ne sont pas encore revenus à leur état primordial. Ainsi, dans l'observation II, la malade sort de l'hôpital ayant à peine quelques petits mouvements imperceptibles, et cependant son réflexe rotulien est toujours plus faible du côté atteint. Parfois aussi, comme chez la malade n° 5 (hémichorée intense), lorsque, après la série des beurres arsénicaux, les mouvements choréiques ont bien diminué, les réflexes, très faibles durant la période d'état, sont devenus *brusques* du côté malade, quoique toujours moins forts que du côté sain.

Enfin, on remarquera que les réflexes pupillaires sont excessivement rarement atteints, presque jamais, pour mieux dire.

Tels sont, d'après nous, les seuls points qui nous paraissent le plus constants dans l'examen des réflexes chez les choréiques. Tout ce qui nous semble permis comme conclusion clinique, c'est que, dans les formes graves ou intenses, généralisées, de la maladie, on a presque constamment de l'affaiblissement des réflexes, tandis que dans les formes moyennes ou légères, tantôt il y a augmentation, tantôt diminution des réflexes. Cependant, même dans ces formes, lorsqu'elles se prolongent (observations II et VI), les réflexes, brusques au début, deviennent plus lents.

C'est dans ces cas aussi (observations IV, VI et I) qu'on peut observer la contraction tonique surajoutée. Ces faits, aussi prudemment rapportés que possible, vont, nous allons le voir, jouer un rôle dans notre essai sommaire de physiologie pathogénique.

CHAPITRE IV

ESSAI D'UNE EXPLICATION,
DANS LES DIVERS CAS CONSIDÉRÉS

On comprend fort bien, tout d'abord, pourquoi rares sont les cas où les réflexes ne sont pas modifiés dans la chorée. Il faut que la déséquilibration musculaire soit peu prononcée, que l'excitabilité des centres soit peu troublée. On pourrait trouver des exemples dans les chorées dites *par imitation*. C'est ainsi que nous avons lu chez M. le D*r* Lannois, à l'Antiquaille, deux observations que nous n'avons pas relatées à la fin de notre travail, vu le peu d'intensité de la chorée dans ces deux cas. Il s'agissait de deux enfants, l'un de neuf ans et demi, l'autre de sept ans et demi.

Le plus jeune, voyant bouger son frère, se mit à bouger également : dans ce cas, un examen pratiqué au début ne révéla chez cet enfant aucun trouble du côté des réflexes.

Le plus souvent, il y a modification des réflexes pour peu que la maladie soit constituée, et qu'elle évolue, comme toujours du reste, sur des terrains prédisposés.

Dans très peu de cas les réflexes sont exagérés. Le fait peut sembler paradoxal dans une affection où l'on a une hyperexcitabilité des centres nerveùx. M. le professeur Pierret a souvent dit : « *Les mouvements choréiques reconnaissent toujours comme cause, une irritation des neurones moteurs, par une lésion qui les excite sans les détruire.* » Pourquoi alors, lorsqu'une impression périphérique vient s'ajouter à cette excitation latente, n'a-t-on pas une exagération continuelle dans la réponse du muscle? Et pourtant, rares sont les cas où les réflexes sont exagérés.

Il s'agit généralement de chorées peu intenses, à la période de début, ou de chorées localisées à un segment du corps, avec exagération de la sensibilité générale. Telles sont nos observations III et IV. Dans tous ces cas il semblerait que les neurones périphériques, ce que nous avons appelé au début l'*arc médullaire*, soient seuls directement intéressés, ou le plus spécialement intéressés.

« L'arc cérébral » modérateur n'exercerait que peu son influence, n'étant que faiblement excité pour son compte. D'où, exagération des réflexes, principalement aux membres.

Dans la majorité des cas, les réflexes sont diminués. Il s'agit là alors de chorées assez intenses ou très intenses, généralisées à toute une moitié du corps ou à tout le corps. Souvent, ce sont des chorées anciennes ou récidivantes. Le système nerveux tout entier est alors en *état de mal*. L'*arc cérébral* et l'*arc médullaire* sont excités simultanément par les lésions.

On comprend très bien alors les modalités qu'on pourra observer, par suite de l'action antagoniste du neurone modérateur sur le neurone excitateur. L'arc cérébral et les centres supérieurs semblent atteints dans la majorité des cas, comme le montrent les modifications dans le psychisme des choréiques, leur manque d'attention, leur mauvais caractère, leur maladive impressionnabilité. Pas plus que les neurones d'association ne coordonnent et ne contrôlent les actes intellectuels, pas plus les neurones corticaux ne sont modérés dans leur fonction. Ils vibrent avec intensité à la moindre excitation, provoquent une série presque ininterrompue de mouvements volontaires, exerçant par là une vive action frénatrice sur les centres médullaires, point de départ des réflexes simples.

Enfin, si l'on considère les cas nombreux où la chorée s'accompagne de parésie. de faiblesse musculaire dans les membres qui sont le siège des mouvements désordonnés, on peut conclure que la portion terminale du neurone périphérique est touchée. Nous savons et M. Abeloüs l'a démontré, que les muscles en travail produisaient une substance toxique, exerçant un pouvoir paralysant sur la plaque motrice. Or, voici une petite choréique qui, depuis des mois, est agitée continuellement de mouvements convulsifs. Au sein de ses fibres musculaires, les excitations venues par la voie pyramidale succèdent aux excitations. Les réponses contractiles se font incessamment. Le muscle se fatigue, sa force de contraction diminue, et, sans qu'il donne extérieurement par sa diminution de volume l'indice de sa faiblesse croissante, il ne se raidit plus que mollement. Des déchets toxiques se sont peut-être accumulés au niveau de la plaque terminale : l'arc réflexe est désormais faussé,

Qu'une excitation périphérique mette en vibration la cellule motrice de la corne antérieure de la moelle, l'ordre moteur est transmis à la plaque terminale. Atteinte dans les conditions physiologiques qui assurent son fonctionnement, ayant son milieu intérieur, ses sucs nutritifs viciés par l'accumulation des déchets toxiques précédemment élaborés dans le protoplasma contractile par les décharges musculaires désordonnées, elle ne répondra plus à l'excitation motrice.

Cependant, si séduisant que puisse sembler tout d'abord cet essai d'explication pathogénique de l'affaiblissement des réflexes par intoxication de la plaque musculaire, nous ne saurions l'accepter ; il n'a pour lui ni le contrôle d'un échange d'arguments entre ses promoteurs et ses adversaires, ni le témoignage de faits expérimentaux.

Quoi qu'il en soit, et combinant enfin les divers facteurs précédemment énumérés, mêlant dans de variables proportions l'excitabilité des arcs médullaire et cérébral, au degré de fatigue et d'intoxication des plaques terminales, on arrive à comprendre combien il serait superficiel et inexact de vouloir catégoriser d'une façon absolue tous les cas de chorée et dire : « Dans telle occasion les réflexes seront exagérés, dans telle autre diminués. »

Essayer une explication n'est pas proposer une théorie complète : les éléments de conclusion sur ce sujet sont encore trop primitifs. Longtemps encore, du reste, la conduction nerveuse exercera la sagacité des anatomo-pathologistes du système nerveux, et le chapitre des névroses est loin d'être élucidé.

OBSERVATIONS

OBSERVATION I (personnelle).

(Recueillie dans le service de M Rabot, salle Ste-Jeanne, Charité.)
Zona du plexus cervical. Chorée-mono-brachiale.

P... Eugénie, douze ans et demi, née et domiciliée à Lyon.

Entrée une première, fois le 9 février 1899, pour *zona du plexus cervical.*

Entrée une deuxième fois, le 6 avril 1899, pour *chorée légère.*

Entrée une troisième fois, le 15 octobre 1900, pour *chorée récidivante.*

Première observation du 9 février 1899.

Antécédents héréditaires. — Mère en bonne santé.

Père mort il y a trois ans de cardiopathie.

Rien vers les collatéraux.

Neuf enfants dont six morts en bas âge, au bout de quelques semaines de vie. Il reste donc deux enfants vivants et bien portants, et en plus la malade.

Antécédents personnels. — Mise en nourrice à sa naissance.

Sevrée à deux ans et demi.

A eu en bas âge : la variole.

   —   la coqueluche.

   —   la varicelle.

A six ans, la scarlatine.

A sept ans, séjour à la Charité (1895), salle Saint-Ferdinand, pour une affection indéterminée (mal aux yeux).

Jamais de convulsions.

Depuis sept ans, elle s'est assez bien portée.

En 1899, habitant la Guillotière, elle fut très épouvantée par l'assassinat de la petite Lombardini, sa camarade de classe. Depuis ce temps, elle ne mangeait plus, ne dormait plus, et vivait constamment sous l'influence de cette frayeur, pleurant sans cesse.

La semaine dernière (2 février 1899), elle ressentit une assez forte cuisson à l'épaule droite et s'aperçut alors que cette épaule était fortement rouge. Sur ce vaste placard érythémateux apparurent ensuite de petites vésicules blanchâtres remplies de sérosité. Actuellement (le 9 février), cette éruption recouvre l'épaule sur tout le territoire dépendant des rameaux superficiels du plexus cervical, descend un peu sur le bras droit, jusqu'au voisinage de la dépression deltoïdienne, et remonte jusqu'au cou et à la nuque. La région est chaude, très douloureuse, il semble à la malade qu'on lui enfonce des aiguilles en cet endroit. Quelques petits ganglions axillaires et sous-maxillaires.

L'enfant a eu un peu mal à la gorge ces jours derniers.

Langue un peu blanche.

Pas de diarrhée ni de constipation.

Température : { 38°5 le 9 au soir.
 { normale, 37°5 le matin du 10.

Rien au poumons.

Rien au cœur.

La malade séjourne dans la salle jusqu'au 15 février seulement, et sort guérie.

Deuxième entrée, le 6 avril 1899. — Depuis huit jours, le 29 mars, c'est-à-dire, un mois et demi après sa sortie de l'hôpital, l'enfant présente des mouvements choréiformes. Ces mouvements, assez peu intenses, se sont manifestés surtout le matin, lorsque la malade laçait ses souliers, chose que la malade met longtemps à faire. Les mouvements semblent localisés de préférence dans le bras et la jambe gauchés.

Troisième entrée, le 15 octobre 1900. (Examinée par nous immédiatement.) — La malade rentre pour sa chorée. Elle se plaint de faiblesse, de fatigue nerveuse, de maladresse, d'inaptitude au travail. Les mouvements ont reparu au bras gauche. Ces mouvements sont de faible amplitude, peu fréquents, et consistent en alternatives de flexion et d'extension des doigts, avec quelques mouvements de projection du membre supérieur tout entier. Quelques rares haussements d'épaule et quelques tiraillements saccadés des commissures. Les membres inférieurs paraissent indemnes. L'examen, surtout localisé à l'état des réflexes, donne les résultats suivants :

Réflexes :
a) *Tendineux, rotulien :* normal des deux côtés, un peu brusque et étendu.

Avant-bras : normal à droite, un peu exagéré comme amplitude, mais lent à gauche, les doigts s'allongent et la contraction réflexe se prolonge en une assez lente onde musculaire.

Tricipital : lent à gauche, normal à droite.

Massélerin : normal.

b) *Cutanés, plantaire :* très faibles.

Abdominal : normal.

c) *Muqueux, conjonctival :* normal des deux côtés.

Cornéen : nullement altéré.

Pharyngien : normal.

d) *Réflexe pupillaire :* les pupilles sont égales et réagissent normalement, aussi bien à la lumière qu'à l'accommodation.

Pas d'altération de la sensibilité.
Pas de zones d'hyperesthésie.
Rien du côté des organes splanchniques.

Bon état général, malgré un certain degré de faiblesse générale.

OBSERVATION II

(Recueillie dans le service de M. le professeur Lannois.)

Chorée légère. — Modification des réflexes.

D... Marie, domestique, seize ans, née et domiciliée à Rigneu-le-Franc (Ain).

Reçue dans le service de M. Lannois, le 29 août 1900.

L'observation a été prise le 31 août, et les renseignements fournis par la malade elle-même.

Antécédents héréditaires. — Père, trente-sept ans, bonne santé, nerveux, emporté, pas alcoolique.

Mère, trente-sept ans, bonne santé, un peu nerveuse, pleure facilement, pas alcoolique.

Pas de différence d'âge, mais pas de consanguinité entre le père et la mère.

Grand-père paternel, âgé de soixante-douze ans, très emporté.

Grand'mère paternelle, morte à cinquante-deux ans, bonne santé pendant sa vie.

Deux oncles paternels, très emportés ; deux tantes paternelles, nerveuses, très impressionnables.

Grand-père maternel, mort à quarante-deux ans, joueur, alcoolique.

Grand'mère maternelle, morte à cinquante-trois ans, « de chagrin », nerveuse, pleurait facilement.

Une tante maternelle a des rhumatismes.

Frères et sœurs :

1° La malade ;

2° Une sœur âgée de douze ans, bonne santé ;

3° Un frère, de huit ans, très délicat, souffre de l'estomac, à la suite d'un coup pied de cheval reçu il y a un an ;

4° Une sœur, âgée de six ans, bonne santé.

La mère, il y a trois mois, a eu une fausse-couche au huitième mois de sa grossesse.

Antécédents personnels. — Pas de renseignements, ni sur la grossesse de la mère, ni sur le terme, ni sur les conditions de l'accouchement. Probablement pas d'asphyxie à la naissance.

Début de la marche : quatorzième mois.

Apparition des premières dents à une date que la malade ne peut fixer.

Age de la parole : deux ans et demi.

L'énurèse nocturne a disparu de bonne heure.

Premières règles à treize ans, régulières.

Maladies antérieures. — Pas de convulsions, jamais de rhumatismes.

Bronchite de deux mois de durée, en mars-avril 1900 : depuis ce moment, la toux revient facilement.

Rougeole : pour laquelle séjour à la Charité, du 23 juillet au 13 août 1900.

Pas de stigmates auriculaires ni dentaires, de syphilis héréditaire. Conjonctivites (peut-être kérato-conjonctivites) dans l'enfance.

Pas de syphilis acquise.

Pas d'alcoolisme.

État nerveux antérieur. — La malade n'a jamais été, ni emportée, ni sujette à pleurer, mais elle a toujours eu peur de l'obscurité. Elle a souvent vu des morts pendant son enfance, la première fois à six ans. Elle en a gardé une vive impression. On lui a souvent raconté des histoires de revenants ; aussi a-t-elle gardé une grande frayeur des morts « elle n'oserait pas passer seule dans un cimetière ». Actuellement encore, elle a peur la nuit, et n'oserait pas sortir seule.

Rêves effrayants la nuit, elle voit des gens qui lui courent après, sans toutefois qu'elle ait jamais été l'objet d'aucune poursuite de ce genre.

Début des mouvements choréiques dans les premiers jours

d'août 1900, pendant la convalescence de sa rougeole, environ quinze jours après la disparition de l'éruption, la malade étant encore à la Charité.

Elle n'a vu autour d'elle, dans la salle, personne atteint d'une affection semblable à la sienne.

Elle a commencé à agiter le bras droit, qu'elle rejetait violemment en dehors. Elle était maladroite et sentait qu'elle aurait laissé tomber les objets si elle les avait saisis de la main droite. Puis l'entourage remarqua des grimaces dans le côté droit de la face et des mouvements choréiques arythmiques du membre inférieur droit et du pied. A signaler en même temps des battements des paupières et de la gêne dans l'articulation des mots ; ce dernier symptôme peu marqué, et constaté surtout par la malade. Le caractère a changé. Calme à l'ordinaire, la malade dit elle-même qu'elle était énervée à ce moment. Pleurs faciles, quelques rêves la nuit comme par le passé:

Elle entre dans le service de M. Lannois, le 29 août.

EXAMEN SOMATIQUE (du 31 août). — Les mouvements choréiques ont conservé le même caractère que celui décrit au début de l'affection. Ils sont d'assez faible intensité et s'exagèrent pendant l'examen, lorsque la malade se voit observée depuis un certain temps.

Membres supérieurs : musculature normale, même forte pour l'âge de la jeune fille.

Au dynamomètre, 50 (grand cercle) à gauche, 70 à droite. Pas de tremblement.

Membres inférieurs : rien à signaler.

Extrémité céphalique : pas d'asymétrie faciale. Langue, pas de mouvements anormaux. Voile du palais normal. Hypertrophie des amygdales palatines, pharynx granuleux. Quelques rares mouvements vers la commissure labiale droite.

Sensibilité cutanée : normale aux trois modes.

Réflexes :

    a) *Tendineux, rotuliens :* Se produisent d'une manière irrégulière. Sont en général *faibles*, surtout à droite.

       Bras et avant-bras : Normaux des deux côtés.

       Massétérin : normal.

    b) *Cutanés plantaire* très marqué à droite (flexion des orteils). Peu marqué à gauche.

       Abdominal : net.

    c) *Muqueux, conjonctival :* normal.

       Cornéen : normal.

       Pharyngien : subnormal.

Pas de *trépidation épileptoïde.*

Pas de *phénomène du genou.*

La *coordination motrice* est normale à gauche, un peu faible pour les deux membres, surtout l'inférieur, à droite.

Notion de position : normale.

Sens stéréognostique : bien conservé.

Zones hystérogènes : pas, à proprement parler. Un peu d'hyperesthésie des deux zones ovariennes et de la zone mammaire droite.

Pas de *troubles trophiques.* Un peu de tendance à l'obésité. La malade n'a plus grandi depuis deux ans.

Organes des sens :

    a) *Œil :* musculature normale, un peu d'instabilité des globes oculaires.

       Pupilles : normales et égales, réflexes normaux.

       Acuité visuelle $= 2/3$.

       Champ visuel normal.

       Pas de diplopie, pas de dyschromatopsie.

    b) *Oreille :* Acuité : O D $=$ 1 m. O G $=$ 1 m $+$

       Weber : $+$ à D.

       Rinne : $+$ $+$

c) *Goût :* la malade trouve le sucre « salé ». Elle apprécie
cependant bien le goût du sel.

d) *Odorat :* normal.

Troubles psychiques :

Parole : peu altérée.

Mémoire : diminuée depuis l'apparition des mouvements
involontaires.

Attention : idem.

Association des idées : un peu diminuée dans sa rapidité.

Hallucinations : jamais. A signaler cependant quelques rêves
nocturnes, comme par le passé.

Stigmates de dégénérescence :

Aux oreilles, Wildermuth bilatéral. Pas de tubercule
de Darwin.

Voûte ogivale : assez nette.

Indice céphalique : $\dfrac{15}{17,7} = 84,7.$

Organes génito-urinaires : rien à noter.

Pas de troubles sphinctériens.

ORGANES SPLANCHNIQUES. — Rien aux poumons ni au cœur.
Foie et rate normaux.

Estomac : pas de bruit de succussion (léger bruit seulement à
la percussion auscultée). Pas de clapotage trois quarts d'heure
après un repas.

Langue un peu blanche au milieu.

Pas de selles irrégulières.

Tension artérielle normale. Pas de souffle dans les vaisseaux
du cou. Sang un peu pâle, muqueuses légèrement décolorées.

Urines : pas de sucre, pas d'albumine.

Examen du 4 septembre. — Quand la malade est au repos,
assise, on voit par moments tout mouvement choréique cesser.

Pendant l'examen, en faisant écrire la malade, on voit des
mouvements se produire au membre inférieur droit,

Examen du 13 septembre. — Les mouvements se sont très peu modifiés depuis l'entrée. Pas de mouvements du côté gauche.

Ces mouvements sont légers, plus accentués au membre supérieur droit qu'au membre inférieur correspondant, irréguliers dans leur intensité. Ils se passent surtout au niveau du coude. Mouvements de la main et des doigts, surtout de l'index, parfois secousse au niveau de l'épaule droite, qui se rapproche du tronc, par contraction du grand pectoral.

Du côté du membre inférieur droit, on n'a que quelques mouvements du pied. Les mouvements se passant au niveau du genou sont beaucoup plus rares.

Tous ces mouvements augmentent après un certain temps d'examen, lorsque la malade se sent trop observée.

Enfin, pendant la marche, la malade a, par moments, la sensation que sa jambe droite se dérobe sous elle.

Le *réflexe rotulien* est toujours plus faible à droite et normal à gauche.

Les autres *réflexes tendineux* sont égaux.

Pas de modifications vers les réflexes muqueux ni cutanés.

OBSERVATION III

Salle Sainte-Jeanne, service de M. Rabot (Charité).

Chorée moyenne. — Modifications des réflexes.

P... Francia, huit ans et demi, née et domiciliée à Lyon. Entrée dans le service le 3 octobre 1900 :

Entrée le 3 octobre, la malade n'est examinée par nous que le 15 octobre. Une partie des renseignements a été prise par M. l'interne du service, dès l'entrée.

Antécédents héréditaires. — Père en bonne santé.

Mère assez bien portante, a cependant été anémique dans sa jeunesse. Elle aurait eu récemment une « pleurésie sèche ».

Six enfants :

1° Un mort à neuf mois d'affection indéterminée.

2°, 3°, 4° Trois autres bien portants.

5° Une sœur actuellement en traitement dans le service, pour une rechute de fièvre typhoïde.

6° La malade.

Antécédents personnels. — 1° Rougeole à l'âge de six mois.

2° Coqueluche à trois ans et demi, ayant nécessité un séjour de quatre mois à l'hôpital.

3° Scarlatine en décembre l'an dernier, soignée dans le service.

Jusqu'au 15 août 1900, elle s'est assez bien portée. A ce moment, elle eut de la céphalée et des maux d'estomac, mais aucune *douleur rhumatismale*.

Petit à petit, elle devint maladroite, et depuis huit jours sont apparus les mouvements choréiformes. Elle entre le 3 octobre. (Tels sont les renseignements recueillis en premier lieu.)

Dès l'entrée, on administre à la malade 3 grammes d'antipyrine par jour. A l'examen pratiqué par nous-même le 15 octobre, on observe les symptômes suivants :

Peu de mouvements dans les membres inférieurs. Les mouvements choréiques qui, selon M. Rabot, ont très peu diminué depuis l'entrée, malgré le traitement, sont surtout localisés aux membres supérieurs et à la face. Agitation incessante des bras et des mains. Contorsions. Gêne pour manger et boire. La malade laisse facilement tomber les objets qu'elle tient à la main.

Extrémité céphalique. — Mobilité des traits, tiraillements des commissures labiales, grimaces, rires sans motif. Protraction involontaire de la langue hors de la cavité buccale « bruit de cocher stimulant ses chevaux » lors de sa rétraction.

Gêne de la parole, inspirations brusques venant hacher les phrases et scander faussement les mots. Mobilité excessive des globes oculaires, sans toutefois de nystagmus véritable.

Troubles du caractère.

Mémoire paresseuse.

Inattention.

Caprices.

Sensibilité cutanée. — Normale à la température et au contact. Exagérée à la piqûre, des deux côtés également.

Réflexes :
> a) *tendineux :* rotulien exagéré des deux côtés, très brusque.
>> Avant-bras : un peu faible, à droite aussi bien qu'à gauche.
>> Tricipital : un peu lent à gauche, difficile à rechercher à droite, le relâchement musculaire s'obtenant difficilement, à cause des mouvements choréiques.
>> Masséterin : semble normal, quoiqu'il soit suivi d'une contraction tonique un peu prolongée des masséters.
> b) *cutanés :* plantaire *nul ;* lorsqu'on a multiplié les excitations, sans nouvelle provocation, au bout d'un court temps d'arrêt, les orteils se fléchissent sur la plante-or ce n'est pas un réflexe à proprement parler.
>> Abdominal : un peu exagéré.
> c) *muqueux :* conjonctival paresseux.
>> Cornéen : subnormal.
>> Pharyngien : normal.
>> *Pupilles :* un peu dilatées, égales des deux côtés, réagissent *lentement* à l'accommodation et à la lumière.

Rien du côté des organes splanchniques.

OBSERVATION IV (personnelle).

Hémichorée d'intensité moyenne.

R..., Jeanne, hospice de la Charité, salle Saint-Ferdinand, lit n° 23, service de M. Weill.

Examen somatique pratiqué au moment où l'état de la malade s'est déjà un peu amélioré.

Membres supérieurs : Le bras droit seul est le siège des mouvements choréiques. Ces mouvements sont presque incessants. Leur rythme, quoique saccadé, ne revêt pas la forme brusque de la secousse électrique. Les doigts commencent à se fléchir (comme si la malade jouait d'un instrument à cordes), puis mouvement de flexion et adduction de la main sur l'avant-bras, puis de flexion, abduction brusque et rotation en dehors (supination, comme si la malade prenait un contre de sixte), ensuite extension forcée des doigts, contraction des muscles de la face antérieure de l'avant-bras, des abducteurs du pouce, des muscles de la face dorsale ; à ce moment, la main se met en extension forcée et retombe (la malade donne une tape avec la paume de la main), puis le cycle recommence

Quelquefois, à de rares intervalles, on a un haussement de l'épaule droite et contraction des muscles de la face du côté correspondant. *La volonté peut suspendre tous ces mouvements.*

Musculature. Bras gauche : Musculature normale ; dimensions, à 4 centimètres au-dessous de l'olécrane : circonférence, 20 centimètres.

Bras droit : Comme aspect extérieur, sauf les mouvements, pas de différence avec le gauche ; à la palpation, on ne constate pas de diminution de la résistance des masses musculaires. Comme dimensions, 20 cm. 1/4 à 4 centimètres de la pointe de l'olécrane. Rien du côté du biceps; mais la force est moins grande que dans le bras gauche, la serrée moins vigoureuse, la résistance à la flexion moins considérable.

Sensibilité cutanée : Normale aux trois points de vue; cependant, cette sensibilité est plus paresseuse à droite; de ce côté, en effet, la réaction à la douleur est moins vive, le sens stéréognostique moins développé. Il semble même qu'il y ait un peu d'hyperesthésie du côté gauche.

Réflexe tendineux : Normal à gauche, paresseux à droite, moins brusque qu'à gauche.

Incoordination motrice : La malade a de la maladresse du bras droit; elle ne peut s'en servir pour manger ou boire. Elle laisse tomber les objets tenus de la main droite. Mais il n'y a pas, à proprement parler, d'incoordination motrice, la malade portant facilement et vite l'index droit sur son nez et ne manquant pas le but.

Membres inférieurs : Les mouvements choréiques résident dans le membre inférieur droit; ils sont moins accentués qu'au membre supérieur. On a d'abord des alternatives de flexion et d'extension des orteils (l'ongle du gros orteil vient parfois presque toucher la face dorsale du métatarse), puis extension, flexion et adduction du pied sur la jambe, contraction des muscles de la jambe, puis projection en bas de tout le membre inférieur droit (coup-de-pied). Même influence de la volonté sur ces mouvements qu'au membre supérieur.

Musculature : Normale des deux côtés. Résistance à la flexion provoquée, égale des deux côtés. Cependant, la fatigue à la marche vient plus vite à droite.

Sensibilité : Un peu paresseuse du côté droit. Pas de zones d'anesthésie. Au membre inférieur gauche, la sensibilité est plutôt exagérée. Si l'on promène une épingle sur le dos du pied gauche, sans piquer, on a une secousse dans le membre correspondant. Il semble en définitive qu'on ait :

Membre inférieur droit : sensibilité à peu près normale.

Membre inférieur gauche : un peu d'hyperesthésie.

La notion de position est intacte.

Réflexes :

    1° *Cutanés :* a) *Plantaire :* Un peu paresseux à droite ; à gauche, la sensibilité est plutôt exagérée. Lorsqu'on le provoque, on a une violente extension du pied sur la jambe, avec deux ou trois secousses consécutives ressemblant à celles de la trépidation épileptoïde. Celle-ci n'existe cependant pas, ni à D. ni à G.

    b) *Abdominal :* Existe, aussi prononcé à droite qu'à gauche.

    2° *Tendineux : Rotulien :* Semble exagéré des deux côtés. Cependant, du côté droit, la secousse est moins brusque et immédiate qu'à gauche. En outre, lorsque la jambe droite est arrivée au terme de son oscillation, il semble qu'elle se raidisse un peu avant de redescendre à la position normale.

Phénomène du genou : N'existe pas.

Extrémité céphalique : Pas d'asymétrie faciale à proprement parler.

La partie droite du visage l'emporte cependant un peu sur la gauche.

Pas de tic, pas de mouvements d'abaissement ou d'élévation des commissures labiales.

Réflexe massétérin, normal.

Réflexes muqueux : Conjonctival : Un peu paresseux.

    Cornéen : Normal des deux côtés.

Pharyngien : Très prononcé, aussi bien à droite qu'à gauche.

Sensibilité générale : Un peu exagérée. On a un certain degré d'hyperesthésie à gauche.
Pas de zones hystérogènes.
Troubles trophiques : Néant.

ORGANES DES SENS :

OEil : Musculature normale.
Pas de nystagmus.
Pupilles : Égales des deux côtés, un peu dilatées.
Réflexe pupillaire : Normal.
Acuité visuelle : Normale.
Champ visuel : Normal et égal à D. et à G.
Diplopie : N'a jamais existé.
Dyschromatopsie : Néant. La malade fait très bien la différence des couleurs.
Oreille : Acuité : Normale.
Rinne : + +
Weber : + +
Goût : Bien conservé.
Odorat : Non modifié.

TROUBLES PSYCHIQUES

Parole : Facile, correcte.
Mémoire : Un peu paresseuse. L'enfant dit apprendre assez difficilement ses leçons.
Attention : Facilement soutenue.
Association des idées : Semble se faire normalement.
Rêves nocturnes avec paroles assez souvent.
Pas de stigmates de dégénérescence : Pas de voûte

ogivale, pas de tubercule de Darwin, pas de Wildermuth.

Indice céphalique :

Bipariétal $= 15$ centimètres
Occipito-frontal $= 18$ — $\Big\} = 83.33.$

19 septembre. — Attaque de pneumonie le 19 septembre 1900. Évolution durant trois jours seulement. Défervescence du 22 au 26 septembre.

9 octobre. — Les mouvements choréiques semblent avoir disparu. Les réflexes rotuliens sont un peu paresseux, mais égaux des deux côtés.

OBSERVATION V (personnelle résumée).

(Service de M. Weill).

Hémichorée intense (10 septembre 1900).

G. Catherine, quatorze ans.

Examen somatique : *Description des mouvements choréiques.* Si l'on découvre la malade et qu'on l'examine attentivement des pieds à la tête, on constate les mouvements suivants. Le pied droit se met en extension et adduction forcée comme s'il était atteint d'équinisme, puis il se fléchit sur la jambe, pendant que les orteils s'écartent en se renversant. Ensuite, extension forcée de la jambe, et flexion de la jambe sur la cuisse. L'onde musculaire remonte, l'abdomen subit des alternatives de rétraction et de projection en avant. Le membre supérieur droit participe à son tour à la secousse musculaire. Il présente des mouvements presque incessants de projection et de retrait de la main. Les doigts se ferment, serrent la couverture, puis se redressent, — la main se fléchit et se redresse alternativement sur l'avant-bras, celui-ci sur le bras, — la malade lance en bas tout le membre supérieur raidi, l'épaule s'affaisse, — puis retire le bras, cependant que l'épaule est le siège d'un brusque haussement. Parfois le coude, appuyé sur le plan du lit, se soulève, et le bras exécute un mouvement de rotation, au niveau de l'articulation scapulo-humérale. Au moment du haussement, la tête s'incline du côté droit, et la face se tourne du côté opposé, par suite de la contraction convulsive du sterno-cleido-mastoïdien droit. La commissure labiale droite est tiraillée en bas et en arrière, une grimace s'ébauche, des mouvements de succion ont lieu et, finalement, la langue venant se coller brusquement sur la voûte palatine, fait entendre un bruit caractéristique, « celui du cocher stimulant ses chevaux » (Lannois).

Ces cycles de mouvements se renouvellent brusquement et fréquemment. La malade bouge constamment. Lorsqu'on l'ennuie par un examen un peu prolongé, les mouvements augmentent, ainsi qu'à l'occasion des actes volontaires.

Le côté gauche est indemme ou à peu près.

I. Membres inférieurs.

Musculature : normale des deux côtés.

Résistance à la flexion provoquée, considérable, aussi bien d'un côté que de l'autre.

Sensibilité : a) *Au contact :* normale des deux côtés, un peu plus éveillée à droite.

b) *A la douleur :* normale à gauche exagérée à droite.

c) *A la chaleur et au froid :* normale à gauche. A droite, elle est plus développée (la malade perçoit même de ce côté, la différence de température entre le caoutchouc et la plaquette métallique du marteau à réflexes).

Notion de position : bien conservée d'un côté comme de l'autre.

Coordination musculaire, marche. La malade n'a pas perdu le sens musculaire, elle exécute bien les mouvements commandés, cependant la marche est gênée.

La jambe droite est projetée en avant, en même temps que le bras correspondant s'agite, vient se coller au tronc, l'avant-bras fléchi, les doigts serrés dans la paume de la main. On a un haussement d'épaules, des mouvements de la commissure labiale droite, issue de la langue hors de la bouche, bruit de cocher, le tronc se fléchit sur les membres inférieurs, tout le haut du corps se penche en avant, s'élance tête première, puis le tronc se redresse, la jambe gauche se rapproche de la droite et le pas est fait. Un temps d'arrêt, puis la jambe droite repartira en avant.

Signe de Romberg : N'existe pas, dans l'intervalle des décharges de mouvements choréiques.

II. Membres supérieurs :

Musculature : les muscles paraissent un peu grêles pour l'âge de la jeune fille. Pas de différence entre les deux côtés. Cependant la force musculaire semble un *peu diminuée à droite.*

Sensibilité : a) *Au contact :* normale des deux côtés.

b) *A la douleur :* sensiblement exagérée à droite.

c) *A la chaleur et au froid :* plus développée à droite.

Donc : hyperesthésie dans les téguments du bras droit.

Coordination motrice : normale, sauf, bien entendu, les mouvements choréiques presques incessants, qui rendent la main maladroite du côté droit et obligent la malade à se servir de sa main gauche pour manger.

Extrémité céphalique. — Pâleur anémique de la face. Conjonctives et muqueuse labiale très pâles. Pas d'asymétrie faciale. Grimaces. Mouvements des commissures. Mouvements désordonnés de la langue. Mobilité excessive des globes oculaires. Inclinaison et rotation de la tête lors du haussement de l'épaule droite. Pas de déformation. L'expression, quoique très mobile, est assez vive et intelligente.

IV. Réflexes :

a) *Tendineux : rotulien :* normal à gauche; du côté droit, le réflexe a moins d'amplitude ; la contraction de ce côté droit répond moins vite à l'excitation qu'à gauche, et arrivée au bout de son oscillation, la jambe droite se raidit dans une contraction tonique assez prolongée, puis descend à sa position.

Achilléen : ne peut être obtenu.

Avant-bras et bras : très difficile à constater d'un côté comme de l'autre. On ne saurait les comparer, tant ils sont diminués, à droite aussi bien qu'à gauche.

Massétérin : un peu lent.

b) *Cutanés : plantaire :* paresseux à gauche. A droite (côté malade) encore plus paresseux, presque imperceptible, car la flexion des orteils qu'on observe un peu après l'excitation de la plante n'est pas le réflexe, mais le commencement de la crise choréique.

Abdominal : N'existe pas à gauche. Très faible à droite.

c) *Muqueux : Conjonctival :* Normal des deux côtés.

Cornéen : Normal et égal des deux côtés.

Pharyngien : Très développé. Pas de troubles de la déglutition.

Trépidation épileptoïde. N'existe ni d'un côté ni de l'autre.

Phénomènes du genou : Absents des deux côtés.

Sens stéréognostique : Assez bien conservé à droite, malgré les mouvements.

Zones hystérogènes : La pression au niveau de la région ovarienne droite semble douloureuse ; ce n'est pas à proprement parler une zone hystérogène. La pression en ce point ne produit pas de réaction, et ne semble pas modifier les mouvements choréiques. Pas de points rachidiens ni sincipital.

Troubles trophiques : Néant.

V. Organes des sens :

a) *OEil :* Musculature : normale.

Nystagmus : N'existe pas ; on a tout simplement une grande mobilité des globes oculaires.

Pupilles : Égales et de dimensions normales des deux côtés.

Réflexe pupillaire : Normal des deux côtés.

Acuité visuelle : Normale.

Champ visuel : Égal et normal à D. et à G.

Pas de diplopie. Pas de dyschromatopsie.

b) *Oreille :* Pas de déformations.

Acuité : bien conservée

Weber + + Rinne + +.

c) *Goût :* Non perverti.

d) *Odorat :* Normal.

VI. Troubles psychiques :

a) *Parole :* Gênée de plusieurs façons. Tout d'abord saccadée et scandée par des inspirations spasmodiques ; les réponses partent brusquement, après une vive inspiration. Puis, l'explosion de mots se termine par le « bruit caractéristique du cocher », déjà noté plus haut. La langue remplit mal ses fonctions ; ses mouvements normaux sont gênés, et, en plus, elle est le siège de mouvements choréiques involontaires. Souvent aussi la malade raconte que la peau de sa joue droite est attirée entre les arcades dentaires, ce qui gêne encore la parole.

b) *Mémoire :* Bien conservée. Les renseignements sur les faits éloignés eux-mêmes, sont donnés facilement par la malade.

c) *Attention :* Assez bien soutenue, malgré la maladie. Ayant dans l'épicerie de ses parents à compter avec les clients, la malade rendait la monnaie sans se tromper une seule fois.

d) *Association des idées :* Elle ne semble pas troublée.

e) *Rêves et hallucinations :* Quelques rêves ambulatoires. Réveils brusques, en sursaut, avec cris. Trois jours avant l'entrée, sans s'éveiller, la malade a battu sa bonne.

f) *Caractère :* Assez doux. Cependant, on note chez la malade quelques mouvements d'impatience, et une tendance à répondre un peu brusquemen aux questions. Elle n'aime pas raisonner.

VII. Divers :

Pas de stigmates de dégénérescence.

Rien du côté des organes génito-urinaires.

Pas de troubles sphinctériens.

VIII. Organes splanchniques :

Rien à signaler.

Un peu d'anémie.

Pas de souffles cardio-vasculaires.

Urines : ni sucre ni albumine.

Température: tracé régulier, normal.

Traitement. — On donne, à partir du 8 septembre, la série de beurres arsenicaux ainsi qu'il suit:

Le 8 septembre	10 milligrammes.	
11 —	15	—
13 —	20	—
15 —	25	—
17 —	25	—
19 —	30	—
21 —	25	—
27 —	20	—
29 —	15	—
2 octobre	10	—
5 —	5	—

5 octobre. — Les mouvements involontaires ont bien diminué depuis dix jours. Le traitement n'a apporté aucun trouble, ni digestif ni autre, chez la malade.

6 octobre. — Le réflexe rotulien droit est devenu brusque, de lent qu'il était.

Rien au cœur.

OBSERVATION VI (personnelle résumée).

(Service de M. le Dr Weill, 4 septembre 1900).

Chorée généralisée d'intensité moyenne.

P. Marthe, sept ans et demi.

I. *Description des mouvements choréiques.* — Si l'on découvre complètement la malade et qu'on l'examine de bas en haut, on remarque les symptômes suivants :

On a d'abord à peu près simultanément aux deux pieds, des mouvements de flexion forcée des orteils, puis des mouvements d'extension, puis le pied se met en extension sur la jambe, les jambes se fléchissent sur les cuisses, la contraction monte et l'abdomen se projette en avant, prenant appui sur les ischions, — puis les doigts sont le siège de mouvements de reptation, la malade saisit la couverture entre le pouce et l'index, la lâche presque aussitôt, étend les doigts, la main exécute des mouvements de flexion et d'extension sur l'avant-bras, l'avant-bras se fléchit sur le bras, les doigts viennent toucher l'épaule correspondante, puis l'épaule se projette en haut alternativement d'un côté et de l'autre, pendant que la tête exécute du côté opposé un mouvement de flexion et de rotation.

Quelques mouvements convulsifs vers les commissures labiales qui parfois sont attirées en haut, surtout à gauche.

Le rythme de tous ces mouvements est assez brusque, les intervalles durent peu, la malade est presque toujours en mouvement.

Un effort de volonté arrive à restreindre les mouvements, mais sans les refréner complètement.

1° *Membres inférieurs : Musculature* normale des deux côtés Les muscles sont même forts ; la flexion provoquée rencontre une énergique résistance.

Sensibilité : égale des deux côtés, n'est pas exagérée à la douleur ; des différences de température, même très minimes, sont facilement perçues.

Notion de position : bien conservée.

Réflexes. — 1° *Cutanés:*
  a) *Plantaire:* un peu paresseux de chaque côté, pas de Babinski.
  b) *Abdominal :* très prononcé, aussi bien à droite qu'à gauche, les grands droits restent contractés un peu plus longtemps qu'à l'ordinaire.
2° *Tendineux :*
  a) *Rotulien:* moyen des deux côtés et même un peu paresseux à certaines reprises, mais ce réflexe présente une particularité: lorsque la jambe est arrivée au terme de son oscillation, elle ne revient pas tout de suite à sa position fléchie, elle reste étendue, comme contractée, le pied en extension et adduction, puis elle retombe.

Phénomène du genou : Ne semble pas exister.

Trépidation épileptoïde: N'existe pas; cependant sa recherche est assez pénible, les mouvements choréiques venant interrompre l'examen et donner à l'articulation tibio-tarsienne et aux tendons avoisinants une rigidité qui ne peut être vaincue que par un effort assez sérieux de la main exploratrice.

Coordination motrice: Se fait assez bien ; malgré les mouvements choréiques, la démarche n'est pas hésitante et, pendant la marche, le tronc seul, la tête et surtout les bras, sont le siège de mouvements incoordonnés.

Notion de position : Conservée.

2° *Membre supérieur.*
Il est le siège des mouvements choréiques décrits plus haut.

Musculature : bien développée des deux côtés, les muscles sont plutôt forts, pour l'âge de l'enfant.

Sensibilité : Normale des deux côtés, aux trois points de vue.

Réflexes tendineux: Assez difficiles à obtenir, à cause des mouvements presque incessants. Cependant, à l'occasion des quelques secousses examinées, on remarque le même petit retard de la réponse à l'excitation et la même raideur qu'aux membres inférieurs.

Pas de différence à droite ou à gauche.

Coordination motrice: Troublée par les mouvements convulsifs.

En examinant l'enfant à table, au moment du repas, nous la voyons maladroite, obligée souvent de changer sa cuiller de main, essayant de porter son verre à sa bouche de la main droite et, à moitié du trajet, forcée de le reprendre de la gauche et achever ainsi le mouvement. Cependant, si l'on commande à la petite malade de porter son index droit ou gauche sur le nez, elle le fait bien et brusquement, sans écart. Elle dit n'avoir jamais laissé tomber l'objet.

III. Extrémité céphalique.— Pas de déformation, pas d'asquiétrie faciale.

Lorsque la tête exécute sa flexion et sa rotation, on voit les commissures labiales être tiraillées, la bouche s'entr'ouvrir, sans toutefois que la langue fasse issue hors de la cavité buccale. De même, si l'on fait parler la malade, on voit les lèvres remuer inutilement quatre ou cinq fois ; alors seulement les mots sont prononcés.

Réflexes :
    a) *Massétérin :* A peu près normal, un peu faible pourtant.
    b) *Muqueux :*
    c) *Conjonctival:* Normal.
    d) *Cornéen :* Normal à droite et à gauche.
    e) *Pharyngien :* Paresseux des deux côtés; *pas de trouble* de la déglutition.

Sensibilité générale : Normale à peu près partout, un peu d'hyperesthésie dans les points correspondant aux régions sus- et sous-mammaires et abdominales.

Pas cependant de zone hystérogène. Pas de point dont la pression amème la cessation des mouvements choréiques.

Troubles trophiques : Néant.

IV. Organes des sens :

a) *OEil :* Musculature normale.

Pas de nystagmus.

Pupilles : Egales des deux côtés, un peu dilatées. — *Réflexe pupillaire* égal des deux côtés ; un peu paresseux néanmoins ; pas d'Argyl-Robertson.

Acuité visuelle : Normale ; pour lire les lettres ordinaires, l'enfant tient le texte à 3o centimètres au moins.

Champ visuel (?)

Pas de diplopie, pas de dyschromatopsie.

b) *Oreille :* Rien à signaler.

Weber (?) (Rinne ?) (pas de diapason).

c) *Goût :* normal.

d) *Odorat :* bien développé.

e) *Toucher :* Sens stéréognostique bien conservé.

V. Troubles psychiques :

a) *Parole :* Est hésitante. — Il y a un mois environ, l'enfant étant à la campagne, avant l'accident qui a été le point de départ de sa chorée, a remarqué un matin qu'elle ne pouvait dire un mot pour répondre aux questions de ses parents. Elle se rappelait bien les mots, mais il lui semblait que sa langue refusait l'usage. Depuis, elle dit avoir de la peine à parler tous les matins au réveil. Actuellement, lorsqu'on la pousse à répondre vite, elle hésite, ses lèvres font une série de mouvements inutiles pour dire le premier mot, puis la phrase est émise assez correctement, et, après le dernier mot, l'enfant fait une brusque inspiration, la lèvre inférieure est attirée en bas et le repos survient.

Mémoire : N'a jamais été diminuée, l'enfant paraît intelligente et elle est la deuxième de sa classe.

Attention : Moins soutenue qu'avant la maladie.

Association des idées : N'est jamais prise en défaut, pas d'incohérences.

Rêves avec paroles : Les parents de l'enfant en ont constaté l'existence.

Caractère : Ne semble pas avoir été modifié; l'enfant est très docile, et ne pleure pas lorsqu'on l'examine, même longuement.

Pas de stigmates de dégénérescence ; pas de tubercule de Darwin, pas de Wildermuth, pas de voûte ogivale, pas de malformations.

Pas de troubles sphinctériens.

V. Organes splanchniques :
(Voir l'observation du service). Rien à signaler.

OBSERVATION VII

(Recueillie dans le service de M. le Dr Lannois.)

Chorée grave . — Modification des réflexes. — Confusion mentale.

C... Marie, couturière, vingt ans, née et domiciliée à Oullins, sait lire et écrire.

Observation prise le 31 août, et les renseignements fournis par la mère.

Antécédents héréditaires. — Père mort à quarante-trois ans d'une attaque; pas d'alcoolisme au dire de la mère; pas de nervosisme.

Mère, cinquante-huit ans, un peu impressionnable ; n'a jamais pris de crise de nerfs.

Différence d'âge : quatre ans au profit du père, pas de consanguinité.

Grands-parents paternels :

Grand-père, mort à trente-quatre ans, de « coliques » ; pas nerveux, probablement pas alcoolique.

Grand'mère, morte à soixante-douze ans, bonne santé habituelle.

Un oncle paternel, mort d'une « attaque » à cinquante ans.

Grands-parents maternels :

Grand-père, mort à soixante et un ans, d'affection de l'estomac, pas nerveux, pas alcoolique.

Grand'mère, morte à quatre-vingt-quatre ans d'affection de poitrine, pas nerveuse, pas alcoolique.

Quatre tantes maternelles seraient mortes de phtisie, ainsi qu'un oncle maternel, qui mourut à cinquante ans, également phtisique.

Frères et sœurs :

1º Un frère âgé de trente et un ans, bonne santé.

2º et 3º Deux frères morts à quatorze et à six mois, le premier d'un transport au cerveau, le deuxième en nourrice.

4º Un frère vingt-cinq ans.

5º Un frère âgé de vingt-deux ans, nerveux, vif.

6º Une sœur âgée de vingt et un ans, impressionnable.

7º La malade.

8º Un frère âgé de dix-sept ans, bonne santé, cependant un peu délicat et nerveux.

Jamais de fausses couches.

ANTÉCÉDENTS PERSONNELS. — La grossesse de la mère a été assez pénible. La mère a eu à ce moment le ver solitaire et a souffert pendant toute sa grossesse.

L'accouchement s'est fait à terme, dans des conditions normales, sans asphyxie de l'enfant à sa naissance.

Age de la marche : douze mois,

Premières dents à dix-huit mois, après d'assez vives douleurs.

Début de la parole à quinze mois.

L'énurèse nocturne a disparu de bonne heure.

Premières règles à treize ans. Toujours régulières.

Maladies antérieures :
Rougeole à six ans.
Scarlatine à sept ans.
Pas de convulsions.
Bonne santé jusqu'à ces derniers mois.
La malade travaillait beaucoup, même trop, au dire de son entourage.
Pas de stigmates de syphilis héréditaire.
Pas de syphilis acquise.
Pas d'alcoolisme.

État nerveux antérieur. — La malade a toujours été impressionnable. Elle avait des terreurs dans l'obscurité, n'osait pas rester seule le soir. Elle a été élevée jusqu'à quatorze ans par une tante, qui lui racontait des histoires de revenants, qui paraissent l'avoir vivement impressionnée. A son retour dans sa famille, on parvint cependant à diminuer cette frayeur de l'obscurité sans la faire disparaître complètement. La malade n'a jamais eu d'ennuis, elle était d'un caractère gai.

Début de l'affection actuelle, il y a deux mois et demi, par une douleur dans l'épaule gauche. La douleur a diminué par l'application d'un vésicatoire, mais elle est apparue ensuite à l'épaule droite et, depuis lors, a parcouru successivement les genoux, le cou-de-pied, les doigts. Les articulations n'ont pas sensiblement augmenté de volume. Cet état a duré deux mois environ. La malade a pris du salicylate de soude pendant quelques jours seulement; elle a été traitée le reste du temps par des topiques. Après une amélioration de quelques jours, qui paraît avoir été sous la dépendance du salicylate, est apparue une vive céphalée frontale, avec douleur à la nuque et à la colonne vertébrale. En même temps, la raison s'ébranla : la malade se mit à délirer. Elle s'imaginait qu'on disait qu'elle était folle ; elle croyait voir des gens qui la regardaient par un trou. Cet état a persisté jusqu'à maintenant.

Par moments, la malade a des idées raisonnables ; mais elle oublie presque aussitôt ce qu'elle voulait dire. La céphalée a diminué depuis huit jours environ, à la suite de l'application d'une vessie de glace sur la tête et de l'ingestion de calomel. Au début de la céphalée, la malade a eu de violentes douleurs abdominales. Elle était, à ce moment, au début de sa période menstruelle.

Il y a huit jours, lorsque la céphalée a diminué, sont apparus des mouvements choréiques arythmiques, d'abord à la figure et la langue. La malade faisait des grimaces avec les yeux et la bouche : la parole était notablement gênée. Puis, les mouvements choréiques ont envahi les membres, surtout les membres supérieurs ; le corps aussi a été pris de mouvements choréiques arythmiques.

A ces accidents se sont ajoutées de véritables crises de nerfs. Le premier jour de la céphalée (il y a quinze jours), crise de hoquet ayant duré une heure environ ; par moments, mouvements convulsifs avec cris, grincements de dents, sans écume aux lèvres, ni morsure de la langue, ni incontinence d'urines ; des pleurs terminent la crise, qui évolue sans perte de connaissance. La malade a pris deux de ces crises au début ; depuis ce temps, une tous les deux jours, en moyenne.

La nuit, insomnie persistante, surtout pendant les huit jours de céphalée ; depuis ce moment, la malade dort peu ; mais quand elle dort, son sommeil est paisible.

Depuis quinze jours la malade n'a pris que du lait. Constipation, d'ailleurs habituelle.

La température, prise par le médecin traitant, n'a pas dépassé 38°5.

Etat actuel (31 août 1900) :

Examen somatique :

Membres supérieurs : la force paraît bien conservée aux membres, mais la malade refuse de serrer le dynamomètre.

Membres inférieurs : pas de signes appréciables de faiblesse des jambes.

Extrémité céphalique : facies émacié, pommettes saillantes, yeux hagards, pas d'asymétrie faciale.

Sensibilité cutanée : paraît diminuée d'une manière générale, aux trois points de vue.

Réflexes :

a) *Tendineux, rotuliens :* très faibles, ne se produisent qu'après plusieurs excitations.

Bras et avant-bras :

Extenseurs : normal.

Tricipital : un peu exagéré à gauche.

Massétérin : impossible à examiner.

b) *cutanés :* plantaire : pas de Babinski, pas de réflexe au chatouillement.

Abdominal : normal.

c) *muqueux :* conjonctival : conservé, un peu faible.

Cornéen : normal.

Pharyngien : faible.

Le pincement du mamelon en amène l'érection.

Pas de *trépidation épileptoïde.*

Pas de *phénomène du genou.*

La coordination motrice, la notion de position, le sens stéréognostique sont impossibles à constater, par suite de l'état de la malade.

Zones hystérogènes : hyperesthésie très marquée, ovarienne et mammaire.

Pas de troubles trophiques.

Rien de saillant du côté des *organes des sens.*

Comme *troubles psychiques,* la parole est un peu gênée, par suite des mouvements de la langue. Il est à peu près impossible d'obtenir une réponse de la malade. On peut lui faire dire son nom, son état, mais elle ne se rappelle ni le mois, ni l'année, ni ne donne aucun renseignement.

Pas d'autres renseignements. Rien vers les organes splanchniques.

Urines : ni sucre, ni albumine.

TRAITEMENT. — Extrait thébaïque, 6 centigrammes par jour, depuis le 7 septembre; en augmentant tous les jours de 1 centigramme jusqu'au 10 septembre.

Puis chloral de 6 à 3 grammes par jour. Du 10 septembre au 18 octobre.

On cesse le chloral le 18 octobre. Depuis le 22 septembre, on lui fait des injections de 2 centigrammes de cacodylate de soude par jour.

Examen le 4 novembre. — Après des alternatives d'agitation, de délire et d'abattement, la malade se rétablit peu à peu. Elle sort enfin complètement guérie, le 4 novembre 1900, environ deux mois après son entrée dans le service. Il y a trois semaines, elle pesait 46 kilogrammes, actuellement elle en pèse 49.

OBSERVATION VIII

(Recueillie dans le service de M. le Dr Lannois.)

Scarlatine à treize ans. Insuffisance mitrale légère comme reliquat. Contrariété. Crise violente de larmes et de rire. Délire à deux reprises. Chorée consécutive. Modification des réflexes.

V... Louise, quinze ans et demi, née à Paris, domiciliée à Oullins.

Reçue dans le service de M. Lannois le 11 août 1900. Les renseignements, à l'interrogatoire, ont été fournis par le père.

Antécédents héréditaires. — Père, trente-neuf ans, a eu, il y a deux ans, une pleurésie avec fluxion de poitrine. Boit au maximum 1 litre 1/2 de vin par jour et pas de liqueurs alcoolisées. Pas nerveux.

Mère, trente-cinq ans, bonne santé, pas alcoolique, pas nerveuse. Souffre souvent de névralgies faciales assez tenaces.

Pas de consanguinité entre le père et la mère.

Grand-père paternel mort à trente-neuf ans, était liquoriste.

Grand'mère paternelle morte à trente-neuf ans, d'une affection de la poitrine.

Oncles, tantes, cousins paternels, rien à noter.

Grand-père maternel âgé de cinquante-deux ans, bonne santé, pas alcoolique, pas nerveux.

Grand'mère maternelle morte à quarante-cinq ans, d'une affection de l'abdomen. Pas de tare nerveuse.

Une tante maternelle nerveuse, sujette à des douleurs d'estomac, avec sensation d'étouffement. Une autre tante a eu de l'anémie.

Un oncle maternel un peu alcoolique.

Frères et sœurs :

1° Une sœur morte à deux mois ;

2° La malade ;

3° Une sœur morte à dix mois d'une affection pulmonaire ;

4° Un frère âgé de douze ans, bonne santé.

5° et 6° Deux sœurs jumelles, venues à sept mois et mortes en naissant ;

7° Une sœur âgée de six ans. Bonne santé habituelle, sauf la diphtérie à trois ans ;

8° Une sœur âgée de quatre ans, en bonne santé seulement depuis l'âge de six mois ; a été en retard pour marcher, mettre ses dents et grandir.

Antécédents personnels. — Pendant la grossesse, la mère de l'enfant a souffert quelques privations. L'accouchement s'est fait à terme, mais au milieu de la rue.

L'enfant est restée exposée au froid, une demi-heure environ, jusqu'à l'arrivée de secours.

Pas d'asphyxie à la naissance.

Début de la marche à un an et demi. L'enfant a été longtemps faible des jambes.

On ne sait à quel âge ont apparu les premières dents.

L'enfant a commencé à parler de bonne heure.

L'énurèse nocturne a disparu tôt.

Premières règles à treize ans. Elles ont apparu deux à trois fois pendant la scarlatine de l'enfant.

Comme maladies antérieures, on note :

1° Convulsions. Dix fois de un an à trois ans. Ces convulsions duraient environ deux à trois minutes, ne s'accompagnaient ni de morsure de la langue, ni d'écume aux lèvres, ni de miction involontaire ;

2° Rougeole à sept ans ;

3° Scarlatine à treize ans, bénignité ;

4° Jamais de rhumatisme.

Pas de stigmates oculaires, auriculaires de syphilis héréditaire. Absence d'émail sur la partie inférieure des incisives médianes supérieures.

Probablement pas de syphilis acquise.

Pas d'alcoolisme.

État nerveux antérieur. — La malade a toujours été impressionnable. Elle s'inquiète non seulement pour elle mais pour sa famille.

Depuis la scarlatine, la malade a conservé de la gêne respiratoire pendant les efforts, mais jamais au repos. Jamais de crises. Jamais de sensation de boule. Jamais de terreurs nocturnes, ni de peur d'aucune sorte.

Pendant la scarlatine, délire. A ce moment, l'enfant eut une vive contrariété. Elle travaillait beaucoup à l'école et désirait vivement le certificat d'études. Elle ne put l'avoir par suite de la scarlatine survenue au moment de l'examen. Aussi, dans son délire ne parlait-elle que de certificat d'études. Depuis, elle a pu obtenir le diplôme envié. Mais son père la plaça pour apprendre le métier de couturière, malgré le désir qu'elle avait de se faire institutrice. Elle fut, d'ailleurs, malheureuse pendant son apprentissage, et dut faire surtout les travaux du ménage qu'elle détestait. Depuis trois mois environ, placée chez un commerçant, elle était à peu près heureuse. Mais depuis ces trois mois, l'enfant changea de caractère : inattention, étourderie. Elle fut prise, en même temps, de faiblesse de la jambe et du bras gauches, puis bientôt, insensiblement, dans ces deux membres, de mouvements incoordonnés.

Le 14 juillet 1900 (un mois avant son entrée dans le service), le lendemain de l'ablation d'une dent, sans autre cause connue, survint une crise de rire d'une durée d'une heure environ, suivie d'une crise de larmes beaucoup plus courte. Durant les huit premières nuits consécutives, la malade eut du délire. Elle se croyait en classe, se levait et parlait. Nul souvenir de ces idées délirantes. Le délire se manifestait même pendant la journée ; on eut une fois toutes les peines du monde à l'empêcher de se jeter par la fenêtre. Coprolalie pendant le délire. Pendant les nuits suivantes, encore un peu de délire de temps à autre. Depuis le début de la crise, les mouvements incoordonnés n'ont pas cessé ; ils seraient cependant un peu moins prononcés qu'au début, dit le père, à l'entrée de la malade le 11 août.

ÉTAT ACTUEL. — La malade est agitée de mouvements continuels arythmiques. Elle change à chaque instant la position de ses bras, fléchit et étend les poignets et les bras, croise et décroise les mains. La tête est animée de mouvements de flexion, d'extension et de latéralité. La face est grimaçante. Les commissures sont portées alternativement à droite et à gauche. Tous ces mouvements s'exagèrent quand la malade parle. La parole est notablement gênée par les mouvements désordonnés des muscles des lèvres ; mais la langue est aussi le siège de mouvements choréiques, car de temps à autre la malade fait entendre des claquements de langue et des bruits de succion. Il résulte de tout cela une hésitation notable de la parole, qui par moments, au contraire, se précipite, jusqu'à une nouvelle période d'hésitation. A ces troubles dans l'articulation des mots s'ajoutent des troubles respiratoires. La malade fait, de temps en temps, de grandes inspirations au milieu de ses phrases, dont la dernière partie est, en général, prononcée à voix basse, d'une façon inintelligible, comme si le souffle manquait.

Quelques mouvements du front, des mâchoires ; par instants, grincement des dents.

Enfin il existe également des mouvements incoordonnés du tronc et des membres inférieurs.

Au niveau de la main gauche, en empêchant les mouvements des doigts, sauf l'index, on voit que celui-ci est animé de mouvements rythmiques d'élévation et d'abaissement. Si on arrête à son tour l'index, celui-ci fait seul des efforts pour se dégager.

La malade peut modérer ces mouvements, mais non les refréner complètement.

EXAMEN SOMATIQUE :

Membres supérieurs : Musculature normale, au dynamomètre, on a 35 à gauche, 40 à droite (grand cercle). La force de résistance, difficile à apprécier, paraît cependant plutôt faible.

Membres inférieurs : Même diminution de la résistance aux mouvements communiqués.

Extrémité céphalique : Un peu d'asymétrie faciale statique (bouche déviée à droite). La langue peut être attirée au dehors et même rester quelques secondes sans mouvements, mais bientôt elle rentre dans la bouche. Le voile du palais est normal.

Sensibilité cutanée : Diminuée dans son ensemble, mais surtout au niveau des deux avant-bras, pour la piqûre et le tact. La sensibilité à la chaleur et au froid est à peu près normale.

Réflexes :
   a) *Tendineux, rotuliens :* paraissent normaux.
      Bras et avant-bras :   —
      Massétérin : paraît normal.

b) *Cutanés, plantaire :* abolis des deux côtés.

Abdominal : semble normal.

c) *Muqueux, conjonctival :* diminué.

Cornéen : paraît normal.

Pharyngien : très diminué.

Pas de trépitation épileptoïde.

Pas de phénomène du genou.

La coordination motrice est normale, étant donnés les mouvements choréiques.

Notion de position : normale.

Sens stéréognostique : bien conservé.

Zones hystérogènes : très marquées, surtout une zone ovarienne gauche, deux zones mammaires et sus-épineuses.

Pas de troubles trophiques.

Organes des sens :

a) *OEil :* musculature normale, pas de nystagmus, malgré une grande mobilité des globes oculaires.

Pupilles : égales, les réflexes pupillaires paraissent normaux. Le réflexe à la lumière est cependant un peu paresseux à gauche.

Acuité visuelle $=\dfrac{1}{6}$: myopie très marquée.

Champ visuel : impossible à déterminer. Pas de diplopie, pas de dyschromatopsie.

b) *Oreille :* acuité normale.

Pas de Weber.

Rinne + +.

c) *Goût :* normal.

d) *Odorat :* normal.

Troubles psychiques :

Parole : gênée par les mouvements choréiques.

Mémoire : pas diminuée, d'après la malade.

Attention : diminuée, mobilité du caractère.

Association des idées : semble se faire normalement, malgré l'inquiétude presque continuelle de la malade et ses délires passés.

Pas d'*hallucinations* en dehors des périodes de délire.

Stigmate de dégénérescence :

Un peu de voûte ogivale. Rien aux oreilles.

Indice céphalique : $\dfrac{14.4}{18.1} = 74.0$

Organes génito-urinaires :

Pas de troubles urinaires. Menstruation très irrégulière. Peut-être leucorrhée.

Pas de troubles sphinctériens.

ORGANES SPLANCHNIQUES :

Cœur : La pointe bat dans le quatrième espace, en dedans du mamelon. A l'auscultation, on a un souffle systolique, perceptible dans toute la zone précordiale, avec maximum au niveau de la partie médiane du sternum. Ce souffle ne se propage pas vers l'aisselle. Il s'atténue notablement dans la position debout.

Poumon, foie, rate : normaux.

Urines : pas de sucre, très peu d'albumine.

On pratique un second examen le 17 août, une semaine après l'entrée, et l'on constate :
Corps thyroïde un peu gros.

Réflexe plantaire conservé, mais avec retard. Flexion du gros orteil sur la face plantaire et contraction du *fascia lata,* lorsqu'on cherche le réflexe.

Le *souffle systolique* à la pointe, est rude, se propage dans l'aisselle, ne s'éxagère pas dans la position d'Azouley.
Tachycardie : 120 battements dans la position horizontale, 140 dans la position d'Azouley.

Léger frémissement présystolique.

Bruits éclatants, surtout à l'orifice pulmonaire ; ces bruits sont transmis même à travers une main interposée.

Pendant quatre jours on fait garder le lit à la malade, mais la tachycardie n'a pas cessé. Toujours 110 à 120 pulsations.

On fait mettre successivement deux topiques sur la région précordiale.

Examen du 20 septembre. — Le *réflexe cutané* (Babinski), plantaire, se fait en flexion, avec une certaine lenteur et un léger retard.

Les *réflexes rotuliens* sont moyens, lents à se produire. Les réflexes de l'avant-bras sont normaux des deux côtés, sauf l'extenseur commun, qui est un peu affaibli à droite.

22 septembre. — On ordonne le cacodylate de soude en injections hypodermiques : 1 centigramme par injection les deux premiers jours, 2 centigrammes les jours suivants.

L'amélioration revenue dans les huit jours semble très nettement avoir coïncidé avec le début de la nouvelle médication. En moins de huit jours l'état est redevenu normal.

8 octobre. — La malade sort à peu près complètement guérie. Il ne lui reste encore qu'un léger degré d'instabilité générale.

La tachycardie a diminué ; on n'a plus que 96 a 100 pulsations.

L'albumine a disparu des urines.

CONCLUSIONS

I. Les réflexes sont presque toujours modifiés dans la chorée de Sydenham (90 pour 100 des cas).

II. Dans presque toutes les formes un peu intenses de la maladie, ils sont affaiblis (80 pour 100 des cas). La chorée touche l'encéphale comme le démontrent ses divers symptômes : « *l'arc cérébral, modérateur réflexe* » est excité et exerce une action plus intense que normalement sur « *l'arc médullaire, excitateur* ».

III. Dans les formes légères, ils sont excessivement variables, et c'est dans ces formes seules qu'on peut rencontrer des réflexes normaux ou exagérés.

IV. Il n'y a pas concordance entre l'état des trois ordres de réflexes : cutanés, muqueux, tendineux, dans la chorée de Sydenham. Chacun varie pour son propre compte.

V. Il se produit des mouvements anormaux « contractions toniques «, selon M. le professeur Weill, s'ajoutant aux réflexes tendineux proprement dits.

VI. Dans la recherche des réflexes tendineux, on se gardera de prendre pour des contractions provoquées les mouvements choréiques se produisant au moment même ou peu après l'excitation.

TABLE

Lyon. — Imp. A. REY, 4, rue Gentil. — 25132